U0341068

如何识别与应对雾霾的情绪

抑郁症自查、防治科普手册

王学义　于鲁璐　编著

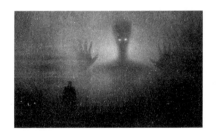

河北科学技术出版社

·石家庄·

图书在版编目（ＣＩＰ）数据

如何识别与应对雾霾的情绪 / 王学义，于鲁璐编著
. —— 石家庄：河北科学技术出版社，2023.9
ISBN 978-7-5717-1610-3

Ⅰ．①如… Ⅱ．①王… ②于… Ⅲ．①抑郁症—防治
—普及读物 Ⅳ．① R749.4-49

中国国家版本馆 CIP 数据核字 (2023) 第 098245 号

如何识别与应对雾霾的情绪

RUHE SHIBIE YU YINGDUI WUMAI DE QINGXU

王学义　于鲁璐　编著

选题策划： 北京兴盛乐书刊发行有限责任公司

责任编辑： 李　虎

责任校对： 徐艳硕

美术编辑： 张　帆

封面设计： 李爱雪

排版设计： 刘　艳

出版发行： 河北科学技术出版社

地　　址： 石家庄市友谊北大街 330 号 (邮编：050061)

印　　刷： 固安县保利达印务有限公司

经　　销： 全国新华书店

开　　本： 787mm × 1092mm　　1/32

印　　张： 5

字　　数： 57 千字

版　　次： 2023 年 9 月第 1 版

印　　次： 2023 年 9 月第 1 次印刷

书　　号： 978-7-5717-1610-3

定　　价： 36.00 元

前言

　　"心中的抑郁就像只黑狗，一有机会就咬住我不放。"

——丘吉尔

　　抑郁症是一种常见的精神障碍。2019年中国精神卫生调查研究报告显示，我国抑郁障碍的终身患病率为6.8%。抑郁症的核心症状是情绪低落、兴趣下降、精力缺乏、脑力迟钝、语言行为活动减少。抑郁症的临床治愈率一般是 30%～40%，治疗有效率可达60%～70%。然而，由于大众对抑郁症的认识不足，或者对抑郁症有耻感，常常导致患者的就诊率低、治疗率低，相当一部分患者因为种种原因未能经过正规系统的治疗，使得疾病迁延不愈，严重影响其生活质量和社会功能。为此，我们编写了这本心理健康小册子，旨在帮助大家了解并认识抑郁症，消除民众对抑郁症认识的一些误区和偏差，指导患者和家属如何主动参与和配合治疗，促进疾病早日康复与患者长期回归社会。本书分为四个部分，从抑郁症的概述、诊断、治疗和康复四个方面，围绕什么是抑郁症，抑郁症的发生原因、高危人群、临床表现、治疗方法和康复过程中的注意事项等内容，以问答的形式一一介绍，对抑郁症的早期识别、早期治疗、早期康复，以及患者和家属的自我心理保健均有一定的指导作用。

与"黑狗"抗争的道路上可能充满艰辛和痛苦，但请相信，这一路上会有越来越多的理解、关心和支持，也会有越来越多的医学技术飞跃和发展，陪你一起赶走内心这只"黑狗"。前途是光明的，道路是曲折的，我们一起加油！

该书的出版得益于河北省心理卫生学会和河北省科学技术协会的大力支持，在此一并致谢！

王学义　于鲁璐

2022年12月

contents

目　录

第三部分 ———————————————————— 077
抑郁症的治疗

Part1

第一部分　抑郁症的概述

1

什么是抑郁症?

抑郁症是一种常见的精神障碍,其发病与生物、心理、社会因素密切相关,它是一组以抑郁心境自我体验为主要表现的心境障碍。抑郁症的核心症状是与环境不相称的心境低落、兴趣减退、快感缺失、精力缺乏等,同时可伴有思维迟缓、自罪自责等心理症状。做事发愁怵头,活动减少,或者出现如头晕、头痛、腰背酸痛、胸闷气短、心慌心悸等自主神经功能紊乱症状,食欲

缺乏或贪食、睡眠早醒或嗜睡、全身乏力、体重
下降及性功能障碍等躯体症状，甚至会出现幻
听、被害妄想、自罪和疑病等精神病性症状，严
重的抑郁症患者会出现自杀观念和自杀行为。上
述症状常常相互重叠、相互联系、互为因果，不
同的人表现也并不完全一致。一般持续两周以上
符合上述症状，不是其他原因所致的情绪变化，
并且自我感觉痛苦或者学习工作、社交和生活能

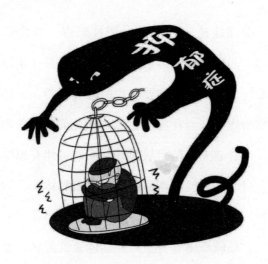

力下降或丧失，这就很可能是抑郁症了。抑郁症的情感症状表现多种多样，容易被误认为是思想问题而被忽视或产生耻感，患者因此不愿意就医或不敢就医，延误病情。值得注意的是，只要和以前的"我"情绪和言行不一样了，就要引起重视，必要时就应该咨询精神心理医生啦。

2

正常人的抑郁情绪与抑郁症的
区别是什么？

　　抑郁情绪是一种很常见的情感反应，每个人在每天都可能出现，当人们遇到精神压力、生活挫折、痛苦境遇、疾病死亡、天灾人祸等情况时，理所当然会产生抑郁情绪；但是抑郁症的情绪与之不同，它是一种病理性的情绪障碍。

　　（1）从发生原因来看，抑郁情绪一般都是有原因的，如考试失败、失恋等，而抑郁症通常无缘无故地发生，即可能在没有明显原因或精神应激的情况下，或者仅有一些较小的不良精神刺激因素下出现，常常是日常生活中的小事件，不至于产生强烈的情绪应激反应，即刺激原因与情绪反应强度不一致。

（2）从持续时间上看，抑郁情绪来去匆匆，心情变化常常随着负性事件的消失而慢慢恢复平稳，而抑郁症的情绪会持续超过两周以上，个别人第一次发作不经治疗可以自愈，但大多数人往往难以自行缓解，而且还有症状逐渐加重的趋势。

（3）从情绪带来的影响上看，抑郁情绪对社会功能影响不大，即使有影响也比较轻微，通过向亲友诉说，做一些喜欢的事情以宣泄、自我调整不良情绪，通常能尽快恢复到正常心情。另外，个体通常能准确地评估抑郁情绪的来源，对

自己的躯体状况、自身现状及未来有合理的解释
和评价；对挫折、损失也能设法克服弥补，有
相应的问题解决动机、愿望和意志活动。相比之
下，抑郁症患者的情绪对社会功能影响较大，包
括学习、职业、社交功能等都可能受到不同程度
的影响，个体常常认为前途黯淡无光，感到无助
无望，所有的事情只看到负性的一面，发愁今后
的生活、学习和工作，明显影响其社会功能的发
挥，严重者还可产生自杀观念或行为。

3

发生抑郁症的原因是什么？

（1）遗传因素：遗传是抑郁症发生的原因之一，研究发现31％～42％的抑郁症患者有遗传倾向，但遗传学影响的作用方式十分复杂，仅用遗传学因素解释抑郁症的发生并不全面，因为还有一些家族中并没有抑郁症等精神心理疾病，却也可能发生抑郁症。

（2）生物学变化：人类大脑中参与情绪调节的神经递质主要有三种，分别是去甲肾上腺素、多巴胺和5-羟色胺，这些神经递质一旦功能紊乱，就很可能导致抑郁症的发生。此外，抑郁症患者的激素水平变化也是一个重要因素。还有一些研究发现，抑郁症的发生可能与脑结构和功能异常有关。

（3）心理社会因素：即环境因素是抑郁症发生的重要危险因素，生活中的应激事件如学习工作压力大、婚姻关系不良、失业、严重的躯体疾病、亲人丧失等均可诱发抑郁症。如果数个严重的不良事件同时存在，更有可能增加抑郁症发生的风险。

目前抑郁症的病因和发病机制涉及的方面较复杂，至今仍缺乏有效的特异性诊断标记物，主要靠主观报告和医生的面诊做出诊断。

4

哪些人容易得抑郁症？

第一，相比于男性，女性更容易患抑郁症，女性抑郁症的患病率大概是男性的两倍；第二，阳性家族史，如果家庭的两系三代内有患抑郁症的亲属，子代患抑郁症的风险就会明显增加；第三，经历过严重创伤或者多次负性生活事件的人，也容易患抑郁症，比如说丧偶、失业、慢性疾病等；另外，某些性格特征的人可能更容易得抑郁症，如容易陷入忧虑和压力、自尊心较强、追求完美、好强好胜、做事刻板、缺乏灵活性、对批评敏感的人都更容易患抑郁症；此外，孕产妇和老年人也是抑郁症的高发人群，尤其在产后4～6周，研究显示产后4～6周发生抑郁症的比例达到16%左右。

5

抑郁症的误解有哪些？

抑郁症是一种常见的精神障碍，但是在现实生活中，仍然有很多人对抑郁症存有很多误解和偏见，认为抑郁症是思想问题或是意志不坚强所致：

（1）"抑郁症是因为想不开或者心眼儿小吗？"

抑郁症并非想不开或者心眼儿小的问题，

当一个人患抑郁症之后，想问题常常是往不好的方面去想，比方说很简单的事情，微小的困难，抑郁症患者也会看成磨盘那么大。他们看问题一片灰色，没有阳光的思维模式，这与负性歪曲的认知是有关系的，是抑郁症发病或是症状表现之一。

（2）"抑郁症是因为不够坚强吗？"

抑郁症患者有时会觉着日子难熬，看起来生活懒散，什么都不想做。这并不是抑郁症患者不够坚强，而是因为抑郁症本身的症状就包括动力缺乏、做事发愁、提不起兴趣，做什么都认为没有意思，感觉自己什么困难都不能解决，变笨变傻了，整个人看起来精神萎靡不振，变了一个人似的。

（3）"抑郁症是因为周围环境影响吗？"

抑郁症可能会受到周围环境的一定影响，如长期在暴力、被忽视、虐待或者孤独的环境之中，更容易患抑郁症，但抑郁症并不是由某一特定的事件触发的，经历的各种负性生活事件可能只是抑郁症发生的一个促发诱因或点燃因素。所以说，抑郁症的发生具有内因和外因交互因素的效应。

6

得了抑郁症是"我"的错吗？

　　患抑郁症的人经常担心别人对自己有异样的看法，认为是自己精神软弱才会得抑郁症。就本话题而言，大多数人认为患有躯体疾病（如心脏病）是受病理生理变化的影响，并不是因为自身软弱，患者本人也不会有耻感。其实抑郁症也是一种疾病，受生物学、社会心理因素、遗传学等多方面的影响，并不是因为人品不好、性格缺陷，也不是生性软弱或意志薄弱所致。如果我们身边有抑郁症患者，应该给他们多一些理解与支持，以减轻抑郁症患者的心理负担，减少患者因为罹患抑郁症产生的羞耻感，或给他们带来一些"污名化"，避免加重患者的自卑心理，以防患者回避就医，延误病情，影响疾病的早期治疗和恢复。

7

抑郁症的严重程度是如何划分的？

　　抑郁症的严重程度是根据患者主观感受的症状进行划分的，通常来说，抑郁症的主要症状包括：①心境低落；②兴趣和愉悦感丧失；③劳累增加和活动减少的精力缺乏；④注意力下降；⑤自我评价和自信心降低；⑥自罪观念和无价值感；⑦认为前途黯淡；⑧自伤或自杀的观念或行为；⑨睡眠早醒或昼夜不眠；⑩食欲或性功能下降，体重也明显下降。其严重程度划分如下。

（1）轻度抑郁：1～3条中至少两项加4～10条中至少两项，日常工作和社交活动有一定的困难，但能坚持，工作效率和学习成绩可能有所下降；

（2）中度抑郁：1～3条中至少两项加4～10条中至少三项，且工作、社交或生活存在相当困难；

（3）重度抑郁：1～3条中三种症状都有，4～10条中有至少四项，且工作、社会和生活功能明显受损。

无论抑郁情绪处于哪种严重程度，患者都应该积极主动地在医生的指导下接受治疗，以期疾病的早日康复并回归社会。

8

产后为什么会得抑郁症?

产后抑郁症是指在女性妊娠期及产后一段时间内发生的抑郁症,产后抑郁症可能与以下因素有关。

(1)妊娠因素:妇女在妊娠的时候,体内的激素会发生很大的变化,内环境稳态受到影响,而这种激素的改变可能是产后抑郁症发生的生物学基础。临产期前女性体内的雌激素、孕酮、皮

质激素、甲状腺素不同程度增高，胎盘类固醇达
到最高值。而在分娩之后激素突然减少，有可能
使产妇从兴奋状态转变为抑制状态。

（2）分娩因素：在分娩的过程当中，女性
遭受的痛苦是很大的，特别是对于第一次怀孕的
妇女来说，其内心的恐惧感以及伤口的疼痛感，
使躯体和心理受到伤害，从而促发产后抑郁症的
发生。

（3）孕期心理变化：在怀孕之后，妇女的
情绪处于不稳定状态，过于担心怀孕中和怀孕之
后的体质和心理变化。比如说：可能担心丈夫出
轨、担心自己的工作会受影响、担心孩子有无畸
形，是男孩还是女孩，以及抚养问题等，这些
问题都会使女性容易产生抑郁情绪和情绪波动。
久而久之，如果产后再叠加一些生活事件的影
响，突然释放这种不良情绪，更容易导致产后抑
郁症。

（4）遗传因素：遗传因素也是产后抑郁发生的因素之一，有抑郁症家族史的，特别是有家族抑郁症病史的产妇，产后抑郁的发生率高于既往无抑郁症病史的女性人群。

（5）不适应角色转换：很多初为母亲的妇女，在孩子出生之后，不能够适应这种变化，不能完全兼顾繁重的工作和照顾婴儿，加上婆媳关系处理不当导致心理冲突和纠结等，因此也容易导致产后抑郁症的发生。

9

产后抑郁症有哪些危害?

（1）对产妇的危害：产后抑郁症患者可能出现自伤、自杀行为；不利于产妇精力、体力恢复；增加产妇滥用药物或酒精的风险；导致共患的躯体病或产后并发症恶化或慢性化。

（2）对孩子的危害：产后抑郁症患者可能对孩子造成心身危害、母婴连接障碍；导致孩子智力、情绪与个性发育障碍；日后增加青少年产生暴力行为的风险。

10

抑郁症的诱发原因是什么？

（1）社会环境变化方面常见的诱因有：职务变迁、工作调动、职称晋升、退职退休等工作方面的变化。

（2）对女性来说，抑郁症诱因常常与家庭生活变化有关。家庭生活变化是女性抑郁症的主要诱发因素。结婚前诱发事件非常少见，而结婚或生产后诱发抑郁症很多见。

（3）身体的疼痛容易影响激素的变化，而激素会影响情绪波动，人体患有疾病之后容易出现情绪低落，比如常见的糖尿病、高血压等慢性疾病，可能都是诱发抑郁症的原因。

（4）无论是生活还是工作都存在一定压力，正常的压力可以促进工作效率，提升竞争性，而压力过大超过自己的掌控能力，容易导致情绪变化。长期情绪紧张或焦虑都可能是压力过大的征象，如果长期处于压力过大的情况，就很可能诱发抑郁症。

（5）配偶或亲人患病、死亡或与亲人离别等重大的应激事件都可能成为抑郁症的发病诱因。

11

老年期抑郁症发生的原因有哪些?

（1）生理心理老化：老年期是体内环境发生老化的特殊时期，表现为神经系统、内脏器官的生理性老化和代谢减慢，导致机体各种功能减退，生理状态的变化也常常伴随着精神心理的认知和应对能力的下降，此时容易出现抑郁、焦虑、失眠等症状。

（2）家庭社会环境变化：如子女成家独立生活，或外出学习工作，或家庭成员间的不和谐，或亲人逝去；退休离休、经济收入减少、社会地位变化，都可能是抑郁症的诱发因素。

（3）承受能力降低，产生各种不良感受体验，如对未竟事业的力不从心感和遗憾感，人情冷暖、世态炎凉的体验和孤独感。

（4）老人的孤独、疑病、认知能力的下降，慢性疾病、生活习惯和环境的突然变化等，这些心理内外因素的综合影响，也容易导致老年期抑郁症的发生。

12

儿童青少年期抑郁症发生的原因有哪些？

与成人抑郁症相比，青少年抑郁症具有隐蔽性和缓慢发生的特点，较成年人患抑郁症的风险性高。在青少年青春发育的关键黄金时期，一是具有幻想、冲动的心理特点；二是"闭锁心理"，不喜欢暴露自我的内心想法；三是抗压能力和解决困难的能力不成熟，当遇到困难挫折时容易抑郁、焦虑等，不仅影响心理发展，还会影响与同学的人际关系，影响学习功能，成绩下滑，导致不愿意上学。严重者可能出现自杀意念和自伤自杀行为。青少年抑郁症可能与遗传、环境、认知和躯体状况等因素有关。

（1）遗传与生长发育：遗传是青春早期青少年抑郁情绪持续发生的重要原因之一，如果近亲属中有人患有抑郁症，会明显增加个体的患病风险；另外，青少年正处于身体快速发育阶段，内分泌激素也处于不断变化中，如性激素的快速增加，有可能会带来明显的躯体化反应。

（2）家庭因素：家庭是青少年成长的重要环境，不良的亲子关系可能会对青少年的情绪产生明显影响。例如，不良的亲子关系会影响孩子发展内在与人际应对技能，早期亲子关系破裂（或丧失父母）会导致依恋关系的破坏，是将来发生抑郁症的危险因素之一。

父母控制对于青少年抑郁有直接影响，当父母企图通过侵扰孩子内心来控制他们，孩子就会处于躲避亲子紧张关系的状态，这会损耗青少年自己的基本心理能量。

权力独断的父母过于严厉管教，会使子女丧失自由与自主权，同时产生惧怕、愤怒以及内疚情绪，而这些情绪无处释放，很有可能积压在心里导致抑郁。此外，孩子的心理健康状态依赖于生活中主要照料者的心理健康。父母有心理障碍会产生代际遗传，除了前面提到的疾病本身的遗传因素，还有父母心理障碍导致的失能家庭环境，例如家庭不和谐会导致青少年处于应激环境中，同时影响父母的养育技能。最后，家庭中的应激事件，例如父母的离异、父母一方去世、家庭暴力、情感虐待和忽视、躯体虐待与忽视、性虐待、被抛弃等早年创伤事件，都可能成为青春期或成年期患抑郁症的原因。

（3）躯体问题：身体状况不佳、吸烟、饮酒、体育活动少、过瘦或过胖、较大的学习压力等均可能是青少年抑郁症的诱发因素。比如说上学的压力，有些学生做作业做到晚上十一二点，甚至凌晨一两点钟，早上六点就起床，可想而知，学习压力对孩子的身心健康影响很大。这些既对身体生长发育无益，也会影响心理健康水平。

13

抑郁症的患病率是多少？

由于抑郁症的诊断标准、地区差异、流行病学调查方法和工具的不同，不同国家和地区报道的患病率差异也较大。据世界卫生组织统计，全球约3.5亿抑郁症患者，平均每20人就有1人曾患或目前患有抑郁症。国际精神疾病流行病学联盟对美国、欧洲、亚洲共计10个国家调查发现，抑郁症的患病率在8%~12%。2003年，北京安定医院以国际疾病分类第10版（ICD-10）为依据，对北京15岁以上的人群调查发现，抑郁症的终生患病率为6.87%；2009年，费立鹏对中国四省的流行病学调查显示，抑郁症的现患率为2.06%；2019年黄悦勤最新的流行病学调查结果显示，我国抑郁症的12月患病率为3.59%。因此，抑郁症是一种很常见的精神障碍。

14

抑郁症有什么危害?

（1）对身体的危害：很多抑郁症患者都会出现持续性头晕、头痛、腰背疼痛或身体其他部位的疼痛等现象，被误解为其他疾病的患者也不在少数。还有的患者难以入睡，长期通过服用安定类药物进入睡眠状态，有些人会采用一些不当的方式如饮酒来帮助睡眠，这不仅不利于睡眠和疾病症状的改善，还可能导致药物耐受性增加或成瘾，反而会给身体带来更多的伤害。

（2）对心理的危害：抑郁症患者看问题的方法往往持悲观、消极的态度。将失败的原因归咎于自己，过分陷入自卑自责，认为如果没有自己的所作所为，也许就不会出现意外或者失误，为此经常感到自己无用无能，再好的事也往坏处想，认为自己好像是个多余的人。

（3）影响社会功能：一方面，严重的抑郁症患者思维意识缓慢，和他人交流时，不能很好地理解他人的意思。在回答问题时，反应迟钝、语速缓慢、语言少、表达态度和抉择犹豫不决，使得抑郁症患者和他人交流困难。另一方面，抑郁症患者由于没有好心情和快乐感，行动缓慢，拒绝参加社交活动，整日将自己关在家中，拉上窗帘，讨厌白天，喜欢黑夜，有很多人会感觉在早上起来很糟糕，到傍晚或黄昏时好转，这种昼重夜轻的情绪变化也是抑郁症的特征之一。

（4）自杀的风险：抑郁症最严重的后果就是

实施自杀、自伤，或杀害自己的亲人，后者属于扩大性自杀或怜悯性自杀，患者因为担心自己死去后活着的人也受罪，所以做出先杀害亲人再自己自杀的行为。

（5）影响家庭功能：抑郁症患者不仅自我痛苦，也会影响他人的心情和生活质量，比如母亲的抑郁情绪影响孩子的情绪，而孩子的不稳定情绪又给父母带来抑郁心境。这种家庭成员之间的交互影响，加上抑郁症反复发作，可能会增加家庭的经济负担，影响家庭每个成员的心情和生活质量。

15

抑郁症患者为什么可能会自杀?

　　一个人一旦患上了抑郁症，就可能对自己全盘否定，觉得自己做什么都不行，甚至充满负罪感，觉得自己是家人的拖累，活在这个世界上就是一种罪恶。另外，在抑郁症患者眼里没有任何值得高兴的事情，因为他们感到前途渺茫，一切都是那么无助，看不到希望。即便是家里有值得高兴的事情，他们也丝毫感受不到愉快，而是总感觉到失落。

对于抑郁症患者来说，任何事情都是困难的。随着抑郁症严重程度的加重，患者的社会功能也会趋于下降，包括语言交流能力、思考能力和判断能力，甚至身体各方面的机能也开始下降。所以这个时候患者什么也不想做，他们只想逃避现实。

抑郁症患者决定自杀可能经历了一个长期的心理斗争过程，他们往往在生与死的抉择中难以决断，既希望以死来摆脱主观痛苦，又难以割舍生的欲望。自杀也是一种冲动行为，通常由不断积累的负性事件而诱发。许多患者的认知是非理性的负性认知，认为自己活在世界上是多余的，结束生命是一种解脱，只想通过自杀做一个了断，想不到还有解决问题的其他办法。部分患者还会出现"扩大性自杀"行为，认为自己的亲人活着也十分痛苦，帮助亲人离去也是一种痛苦的

解脱，于是选择杀死亲人后再自杀，导致严重的

不良后果。

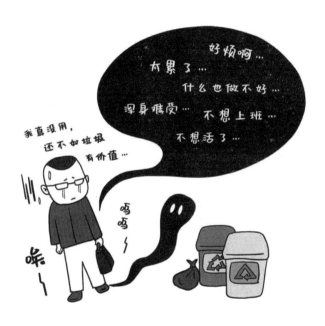

Part2

第二部分　抑郁症的**诊断**

1

抑郁症有哪些表现？

（1）心境低落：主要表现为显著而持久的情绪低落，抑郁悲观。轻到中度患者闷闷不乐、无愉快感、兴趣减退，精力缺乏，疲劳，洗漱、着衣等生活小事困难费劲，力不从心。患者常用"精神崩溃""泄气的皮球"来描述自己的状况，并削弱了既往生活、工作的热忱和乐趣，对任何事都兴趣索然，体验不到天伦之乐，对既往爱好不屑一顾，常闭门独居，疏远亲友，回避社交。严重者内心十分痛苦、悲观、绝望，快感缺失甚至情感淡漠，对任何事物没有感觉。感到日常生活都是负担，随时产生强烈的自杀念头和行为。患者往往过分贬低自己的能力，以批判、消极和否定的态度看待过去、现在和将来，这也不行，那也不对，把自己说得一无是处，前途一片黑暗。患者产生无用感、无望感、无助感和无价值感，常伴有自责自罪，抑郁症严重者可伴有幻觉妄想等精神病症状。

（2）思维迟缓：患者思维联想缓慢，反应迟钝，思路闭塞，自觉脑子好像是生了锈的机器，像糨糊一样。家属可见患者很少主动说话，即使说话，语速也明显减慢、语音低沉、回答问题困难，严重者无法顺利与人交流，似乎变了一个人。

（3）意志活动减少：患者意志活动减少主

要表现为生活被动懒散、不想做事、不愿和周围人接触交往，常独坐一旁，或整日卧床，闭门独居、疏远亲友、回避社交。严重时连吃、喝等生理需要和个人卫生都不顾，不修边幅，甚至发展为不语、不动、不食，称为"抑郁性木僵"。伴有焦虑的患者，可有坐立不安、手指抓握、搓手顿足或踱来踱去等症状。严重的患者常伴有消极自杀的观念或行为。做事发愁怵头，对生活、学习、工作没有信心和更高的目标，不想上学、想要辞职等，认为"结束生命是一种解脱"，使自杀企图发展成自杀行为。这是抑郁症最危险的行为，应积极治疗与管理。

（4）认知功能损害：研究认为抑郁症患者存在认知功能损害。主要表现为记忆力下降、注意力不集中、反应迟钝、抽象思维能力削弱、学习困难、语言流畅性和信息加工缓慢、眼手协调及思维灵活性减退。执行功能下降，思考问题和做事反刍，犹豫不决，不能决策，等等。上述认知功能损害常常导致患者社会功能恢复困难，影响远期预后。

（5）躯体症状：主要有早醒、乏力、食欲减退、体重下降（并非故意减肥）、便秘或腹泻、身体疼痛、头痛、腰背酸痛、腹痛、性欲减退、闭经等。躯体不适如恶心、呕吐、心慌、胸闷、气短、出汗等自主神经功能失调的表现。睡眠障碍主要是早醒（比平时早醒1小时），醒后不能再入睡，这是抑郁症患者的睡眠特点。有的表现为入睡困难，睡眠不深；也可表现为睡眠过多、嗜睡。少数患者可出现食欲亢进、贪食、体重增加、下肢沉重感和灌铅样感觉等非典型抑郁症的表现。

（6）精神病性症状：严重的抑郁症患者还可能伴有精神病性症状，例如有些患者认为自己有

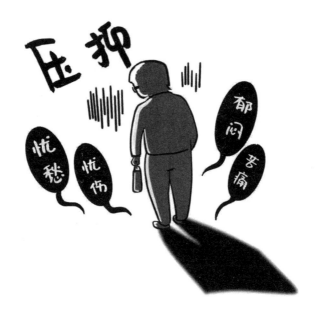

深重的罪孽，应该被警察抓走或者受到惩罚，自罪妄想、被害妄想和牵连观念，使患者紧张、恐惧和激越。还有些患者可能出现幻觉，如凭空听到一些议论、指责、辱骂的声音。

2

得了抑郁症，脑子为什么变笨了？

　　抑郁症患者由于抑郁心境影响，对外界客观事物产生歪曲的认知，即患者的感觉、知觉、记忆力、注意力、思维分析判断过程及思维联想过程的速度、联想内容均因情绪抑郁而变得迟缓。主要表现为对近期发生事情的记忆能力下降、注意力不能集中，信息加工能力、执行能力减退。例如学生无法集中注意力学习，上课总觉得听不懂，反应迟缓。工作总觉得吃力，变笨变傻了，脑子不转动了，学习工作效率明显下降，以前得心应手的工作现在做着困难，不能胜任原来的日常工作，甚至有人不能上学上班或休学、辞职。

3

全身不舒服是抑郁症吗？

抑郁症患者通常会有情绪低落，做事没有兴趣，感觉不到快乐，度日如年的感觉；脑子反应慢，迟钝，感觉脑子笨了；不愿活动，不愿与人交往，甚至喜欢卧床。还会有悲观失望、无助、无望等。严重者对治疗没有信心，甚至有厌世或想死的念头，这些患者常常容易被周围的人发现。还有一类抑郁症患者，他们的主诉常常是"浑身不舒服"，这类以躯体不适症状为主要表现的患者往往容易被忽视，或被误认为是身体疾病，到处看各科医生。患者表现为食欲减退、消化不良、体重下降、胃肠功能不好；身体多部位的疼痛，头疼、背痛或不定部位的疼痛，乏力，胸闷气短、呼吸困难，月经紊乱、闭经、性欲减退等。患者常常因为上述身体不适去大小医院各个科室做各种检查，却检查不出明确的躯体疾病，他们可能经历心内科、消化科、风湿科或神经科的多次就诊，仍不能解除症状。这在精神心理科解释为情绪转换到躯体表达内心的痛苦，即为躯体化症状。如果体检和实验学检查无阳性发现，或不能解释其症状的性质，可考虑功能性心理疾病，咨询精神心理医生。

4

抑郁症患者通常的生物节律

抑郁症患者常表现为白天心情沉重特别是早上情绪糟糕，晚上比较放松，情绪呈昼重夜轻的变化。昼重夜轻具体表现为每天早上都会心情特别恶劣，不愿意起床，心里感觉麻烦，全身不适，烦躁不安，看什么都不顺眼。晚上，会感觉好些，甚至觉得一切恢复正常了。但是次日清晨又恢复到懒惰，不愿意起床，一醒来脑子里就会思考很多乱七八糟的事情，昏昏沉沉的，甚至会

有轻生的想法。这是抑郁症生物节律紊乱的临床
特征，昼重夜轻，恰恰与健康人生物节律相反，
这是诊断抑郁情绪的依据之一。

5

抑郁症会发展成精神病吗？

老百姓心中的精神病一般指的是"精神分裂症"，如思维混乱、行为怪异、蓬头垢面的疾病。抑郁症和精神分裂症是两种完全不同的精神障碍，不可能相互转变，真正的抑郁症不会发展成精神分裂症。抑郁症主要表现为情绪低落、思维迟缓、意志行为减退，大部分患者对疾病有充分的认识、常主动求治、治疗预后良好，恢复后能够正常生活及工作。精神分裂症是重性精神障碍，主要表现为思维障碍、幻觉妄想状态、思维贫乏、自言自语自笑，情感和行为不协调、与环境也不协调。患者否认自己有病，随着疾病的进展，未经系统治疗，容易逐渐出现精神衰退，对工作、学习、社交、家庭料理等社会功能产生明显影响，预后不佳。

6

老年期抑郁症的特点

老年期抑郁，除了具备一般抑郁症情绪低落的核心症状外，往往还具有以下特点。

（1）疑病症状：大约1/3老年病人以疑病为首发症状，怀疑消化系统、心血管系统、泌尿系统、神经系统等出现不适症状，常以某一种躯体症状为主诉，躯体症状和抑郁、焦虑情绪相互作用，日益加重病情。

（2）焦虑症状：有人表现为易激惹和敌意，因为一点小事就发脾气。有人表现为恐惧、担心，终日担心自己或家人遭遇不幸，有大祸临头感，搓手顿足、坐卧不安，惶惶不可终日，严重者可能会有自杀意念和行为。

（3）躯体症状，这类症状容易被忽视，可表现为疼痛综合征：头痛、背痛、胸痛或全身疼痛等症状；胸部症状：胸闷、心慌、胸部不适，喉部堵塞感等；消化道症状：食欲缺乏、腹胀、便秘、腹部不适、体重下降等；神经系统症状：头晕、头痛、肢体麻木、睡眠障碍等周身不适。此外入睡困难、睡眠浅，尤其是早醒也比较多见。

（4）精神运动性迟滞：思维迟缓，思考问题困难、反应迟钝、言语明显减少，以及行动迟缓等，类似于痴呆症状即假性痴呆表现。

（5）偏执观念：患者的想法变得不切实际，例如，患了小病而怀疑自己得了不治之症，天天看病、检查。有些患者希望有人能倾听自己的内心感受，而客观上家人和他人常常没有太多的时间去听其诉说，因而患者认为别人的言行举止是忽视他或讨厌嫌弃他，固执地认为子女和别人在议论其"无用、低能、没本事，是废人、累赘、负担"等。

（6）认知损害：由于思维迟缓，再加上记忆力减退，有些患者可以表现出明显的认知功能损害症状，类似于假性痴呆表现，比如计算力、反应速度、记忆力、理解能力、判断能力都有所下降，有人称这种类型为抑郁性假性痴呆，但与真正的老年性痴呆、血管性痴呆等是有区别的。抑郁症随着抑郁症状的改善，认知症状也会有明显的恢复。而痴呆患者会日益凸显记忆损害和人格改变，功能日益下降。当然也可能存在共病现象，即痴呆和抑郁症共存。

（7）自杀倾向：老年抑郁症自杀的危险比其

他年龄组高，这与老龄化认识有关，他们的无用感和连累家人、自罪心理较重。研究发现55%的老年患者在抑郁状态时出现自杀现象。

7

儿童青少年期抑郁症的临床特点

　　儿童青少年期的抑郁障碍以情绪不稳定为特征。儿童青少年的抑郁情绪不一定通过言语表露出来，有时可能突出地表现为发脾气或其他异常行为。儿童患者受其年龄因素的影响，临床症状常常不是成人抑郁症典型的"三低"症状，早期常常表现为：情绪不稳定，无故发脾气、不愿意上学，常有情绪激越、冲动和破坏性行为，常常伴有躯体不适如头痛、胃痛、腹痛、恶心呕吐等，一提上学就反感，发脾气、紧张、恐惧、哭泣等，甚至产生自残自伤等冲动行为。与以往的自我相比，患者似乎变了一个人，如孤独，躲在屋里卧床不起，不与他人交往；生活节律紊乱如夜间不睡觉，白天睡一上午或睡到下午；生活懒散，不按时吃饭，玩手机，每天昏昏沉沉，不知道做什么。询问时也说不出什么原因，情绪变化莫测、忽高忽低，总之儿童青少年期抑郁症就是以情绪不稳定为主要的临床表现。

8

女性每月周期性出现心情不好是抑郁症吗？

女性受月经周期的影响，常常在月经前后出现一些情绪的变化，有时会对日常工作、生活产生明显影响，这种情况可能与以下因素有关。

（1）经前期综合征：一般是指在月经来临前表现出的一系列生理和情感方面的症状，如心情低落、烦躁不安、乳房胀痛、腰酸腿疼、痛经、不思饮食、无故发脾气等，月经来潮后，相关不适症状能够得到缓解。在月经来临前，有些人原有的抑郁焦虑情绪可能会加重。

（2）焦虑障碍：这类疾病的常见表现是过度担心不良事件的发生、坐立不安、心悸气短、呼吸困难等，好像有大祸临头感，有时伴随心情低落。如果患者存在焦虑障碍如广泛性焦虑症、惊恐发作、强迫症、社交焦虑、创伤后应激障碍等，就容易出现情绪不稳定，焦虑症状减轻后心情也可随之好转。

（3）抑郁症：一般以持续的心情低落、兴趣下降、脑力迟钝、活动减少为主要临床特征，前面已经介绍。建议该类患者到专业精神科进行咨询或就诊评估，确定诊断后，需要心理和药物联合治疗，大家不要存在侥幸心理或有耻感。

9

什么是产后抑郁症?

产后抑郁症主要发生于产后4周内，主要表现与抑郁症的症状基本相似。

（1）持续情绪低落。

（2）对全部或部分活动明显缺乏兴趣或愉悦感。

（3）精力缺乏，快感缺失。

（4）体重显著下降或者增加。

（5）失眠、早醒或者嗜睡。

（6）精神运动性兴奋或抑制。

（7）疲劳或乏力。

（8）遇事皆感无兴趣或自责感。

（9）思维迟缓或注意力涣散。

（10）对孩子没耐心，或漠不关心，心烦意乱。

（11）反复出现厌恶孩子的想法或自杀企图，甚至出现伤害孩子的行为。

10

围产期抑郁症的特点有哪些？

　　围产期抑郁症是指从整个孕期（产前抑郁）到产后（产后抑郁）或流产后发生的抑郁症。它的临床表现同其他类型的抑郁症相似。需要注意的是，产后忧郁不等于是产后抑郁症。产后忧郁在初产妇中发生率高达50%～80%，一般在产后3～5天出现，表现为：无故哭泣、情绪波动、焦虑不安、失眠等。一般认为，上述症状往往是对于新生儿的不适应反应，或生活节律紊乱，不能睡个好觉等。如果症状在1～2周内没有消失，则需要心理安慰和支持治疗。

围产期抑郁症除了具有抑郁症的核心症状以外，其症状还具有以下特点。

（1）焦虑症状显著：围产期抑郁症患者的焦虑症状比其他类型的抑郁症更常见，其激越程度严重。

（2）存在自杀或伤婴的观念：围产期抑郁症患者常出现扩大性自杀的想法，所伤害的对象往往是自己的婴儿，导致严重的后果。此外伤婴的想法及惩罚婴儿的行为也更常见，需要引起高度警惕。

（3）易伴发强迫观念：产后抑郁症患者因担心自己会控制不住伤害孩子的意念，而避免或回避与孩子接触。

（4）发生的精神病性症状常与婴儿有关：除了一般的幻觉、妄想等，有时还会出现感知综合障碍，认为孩子的外形、大小、皮肤色泽发生了改变，甚至像个小怪物，因而产生伤害婴儿的行为。

（5）躯体症状群包括失眠、食欲及体重下降、头痛、腰背痛、便秘等。

11

"更年期"抑郁症的特点

更年期抑郁症的临床表现分为躯体症状和心境症状，躯体症状主要表现为潮热，夜间出汗，表现有失眠、头痛、头晕、疲乏无力、心悸、胸闷、食欲改变。情感症状主要包括抑郁和焦虑情绪，患者常唉声叹气、容易哭泣、委屈等。焦虑症状以神经质、恐怖、紧张、惊恐和烦躁不安为主。患者还有易激惹的表现，如容易发脾气，因为一点小事就大发雷霆。有时患者还会产生疑病观念，怀疑自己患了某种疾病。

12

抑郁症与哪些疾病相鉴别?

（1）抑郁症与焦虑障碍：焦虑障碍主要表现为担心、害怕、不安、惶恐，总是担心下一秒危险即将来临，对于自己不能确定的事情常感到莫名其妙的紧张恐惧。另外，对于一些特定的场所会刻意回避，如人群密集的广场、密闭的房间等，还有怕脏怕污染或胸闷气短、晕厥、濒死感、发疯感。焦虑障碍患者主要是生的欲望强烈，完美主义者，弹性心理差。抑郁症主要表现为情绪低落，兴趣、快感缺乏或丧失，无助无望，甚至绝望。抑郁症是长期"磨损"心态，超负荷压力的消耗，能量耗尽，最后导致活力下降或丧失。大部分患者焦虑和抑郁共存。

（2）抑郁症与居丧反应：有些人由于亲人丧失出现抑郁情绪（如悲伤感、哭泣、精神萎靡不振、失眠、食欲差、疲倦乏力等），通常把这些抑郁情绪视为亲人丧失后正常的居丧反应。在不同文化背景下，"正常的"居丧反应持续时间和行为变化一般不超过6个月，如果时间过长并影响工作、学习，不能体验到当下的快乐生活，应考虑是否患了抑郁障碍。

（3）抑郁障碍与躯体疾病：抑郁情绪在躯体疾病患者中也很常见，包括癌症、心脏病、脑血管病、帕金森病、甲状腺疾病、糖尿病和免疫系统疾病等，任何慢性疾病带来的痛苦或迁延不愈都能促发抑郁、焦虑情绪。在诊断时应排除这些继发性抑郁障碍。

（4）抑郁障碍与痴呆：在老年人中，抑郁症和老年性痴呆的共病率和症状重叠的比例很高，有时二者区分困难。而且，许多老年抑郁患者有假性痴呆现象，假性痴呆是抑郁情绪所致的一种暂时的认知损害，如记忆下降、注意力不集中、反应迟缓等。痴呆与高龄有关，主要是记忆障碍、虚构和错构、人格改变、日常料理功能明显下降等，同时有神经损害的体征和脑萎缩等器质性改变。

13

更年期患抑郁症与更年期综合征
如何鉴别？

更年期综合征的发生与年龄有关，女性在45岁～50岁；男性在50岁～55岁。主要临床表现为月经紊乱、潮热、出汗、疲乏、骨质疏松、皮肤发麻、焦虑紧张、失眠多梦、情绪波动、注意力不能集中、忧愁等。

抑郁症也常伴有焦虑、乏力、失眠、记忆力下降等与更年期综合征类似的症状。更年期综合征起病年龄相对较晚，容易与晚发抑郁症患者混淆。有时更年期阶段出现的抑郁情绪容易被当作更年期综合征的表现，而贻误治疗，两者的情绪症状表现相似，在更年期阶段发生的抑郁症表现为情绪低落、兴趣减退、思维迟缓、反应迟钝、自我评价过低、有轻生的想法等。患者常常郁郁寡欢，焦虑不安，自感精力不足，做事力不从心，对平常喜欢的事无兴趣，特别易疲劳，休息后也不能缓解，反复回忆以往不愉快的经历，常追悔莫及，自责自罪，严重的抑郁症会发生自伤、自杀行为。在临床接诊这类患者时，我们应该优先考虑抑郁症的诊断，如果既患有抑郁症又有更年期综合征，应当优先治疗更年期阶段发生的抑郁症状或者采取同治原则。

Part3

1

抑郁症会不治自愈吗？

有些抑郁症患者首次发作时可以自愈，甚至患者可能只是感觉有些心情不好，并不会意识到自己患了抑郁症，有些患者通过自我调整等方式很快就自愈了。有一些轻度抑郁症患者可以通过适当运动和兴趣爱好来激发大脑内啡肽的分泌，起到抗焦虑、抗抑郁的作用；也可以将注意力转向感兴趣的活动，从而激发患者的愉悦感和快感，提高动力，改善情绪状态。还可以通过阅读疗法、光照疗法等改善轻度抑郁症患者的情绪问题。中度以上的抑郁症患者或多次发作的患者需要接受规范化药物治疗才能痊愈，可以联合运动、光疗、经颅磁刺激、放松疗法等辅助技术改善症状。无论是哪种情况，对抑郁情绪不处理可能延长病程，导致治疗困难。所以需要精神心理医生尽早评估，确定诊断和制定有效的治疗方案，因为延误治疗会加重病情。因此，建议有了情绪问题一定要早评早治。

2

抑郁症的治疗原则是什么？

抑郁症的治疗目标在于早期诊断，及时规范化治疗，控制症状，最大限度降低病残率和自杀率，提高临床治愈率，防止复燃和复发，回归社会功能。为实现这一治疗目标，需要临床医生、患者和家属在诊疗过程中建立治疗联盟并遵循以下原则。

（1）全病程治疗原则：①急性期治疗

（8～12周）：在这一阶段要快速控制症状，尽量恢复病前的精神状态和功能水平。②巩固期治疗（4～6个月）：在此期间患者病情不稳定，病情容易波动，因此，继续使用急性期治疗的药物和剂量，认真与患者和家属说明治疗方案、药物剂量、使用方法保持不变。③维持期治疗：持续、规范的药物维持治疗，可以有效地降低抑郁症的复燃或复发率，根据患者具体病情决定是否加减药物剂量，一般情况至少服用2～3年，多次复发（3次或以上）或有残留症状者主张长期维持治疗。许多患者因某种原因不能坚持巩固期和维持期的治疗，往往引起病情波动。所以，我们有必要遵守医嘱完成全病程治疗。

（2）个体化治疗原则：医生通常会根据患者的年龄、性别、伴发躯体疾病、既往治疗史等因素，从安全性、有效性、经济性、适应性等角度为患者选择合适的抗抑郁药物及剂量。患者及家属也可以与医生共同协商，与医生充分讨论病情和用药情况，提出自己的考虑和需求，从而更好地实现个体化治疗。

（3）量化评估原则：在疗前以及治疗过程中，医生常常会定期对患者进行评估，在不同的时期，评估的侧重点也会有所不同。例如，疗前医生会更多地了解疾病症状及其特点、既往治疗情况以及躯体状况，还会评估患者的主观感受，社会功能，生活质量以及药物经济负担等；在治疗过程中，医生会定期开具实验室检查及精神科量表（自评量表和他评量表）评估，观察药物治疗效果和副作用，根据评估患者情况调整治疗方案以及处理药物的不良反应。

（4）药物剂量调整原则：抗抑郁药与其他药物不同，不像感冒药那样"一日3次，一次1片"，吃好为止。抗抑郁药物通常会从小剂量开始，根据患者服药后的反应逐渐滴定药物剂量，通常在1~2周内达到有效剂量即治疗的目标剂量，之后根据定期量化评估症状和患者的感受以及家属观察的用药反应，进行药物剂量的调整。

（5）换药原则：按照医嘱服药的患者，如果药物剂量达到个体耐受的最大有效剂量或足量至少4周仍无明显疗效，医生可能考虑换用其他药物治疗。换药时患者和家属切勿自行随意调整药物剂量，还是要经过专科医生的详细评估，选择最佳的交叉换药方法。在换药的过程中如果出现一些不适症状，也应尽快与医生沟通。

（6）停药原则：患者在停药前应该主动征求医生的意见，说明停药的原因，是因为药物不良，还是疗效不佳，还是自认为疾病已经完全恢复，不需要吃药了。这时医生通常会对患者的疾病及治疗进行详细的评估，例如疾病是第一次发作还是已有反复多次发作，本次治疗持续了多长时间，是否已经达到了足量足疗程。按照全病程管理原则，维持期治疗结束后可以逐渐减药量并观察病情有无波动，如果有残留症状，最好不要停药。此外，即使完全停用药物了，仍要密切观察病情变化，最好坚持门诊定期复诊评估，请医生评估病情是否有复发的风险。通常来说，在停药2个月内复发风险性最高。因此，停药期间仔细观察有无停药反应，如果有复发的迹象，可快速调到原有药物治疗有效剂量继续治疗。

（7）联盟治疗原则：医生、患者和家属互相信任、互相理解和支持，建立这种医患联盟关系有助于增强患者治疗的依从性，并让患者和家属了解更多的治疗理念。

3

抑郁症有哪些治疗方法？

　　目前抑郁症的治疗方法总体分为药物治疗、心理治疗、物理治疗，其中物理治疗包括无抽搐电休克治疗、重复经颅磁刺激治疗、深部经颅磁刺激、经颅直流电刺激、深部脑刺激等。心理治疗有认知行为治疗、辩证行为治疗、森田疗法、精神动力疗法等。此外，还包括一些其他治疗方法，如光照治疗、运动治疗、绘画阅读治疗、音乐治疗、中药针灸治疗等。这为抑郁症患者提供

了全面的整合治疗方法，根据抑郁症的亚型和临

床特点可选择合理的对症治疗方法。

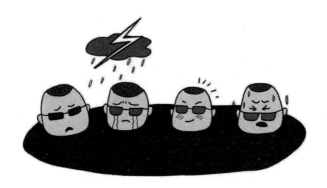

4

产后抑郁症的治疗原则

（1）综合治疗原则：目前治疗产后抑郁症的方法是药物治疗、心理治疗和物理治疗。已有众多的循证医学证据显示，综合治疗的效果优于单一治疗方法。

（2）全病程治疗原则：产后抑郁症为高复发性疾病，目前倡导全病程治疗，急性期（推荐6~8周）、巩固期（至少4~6个月）和维持期（首次发作6~9个月，2次发作至少2~3年，发作

3次及以上则需要长期维持治疗）。

（3）分级治疗原则：轻度抑郁发作可以首选心理治疗，但必须监测和反复评估病情变化，如果症状无改善，则需要考虑药物治疗；中度以上的抑郁发作应该进行药物治疗或心理联合药物治疗；若为抑郁发作并伴有精神病性症状，或出现自杀或伤害婴儿的想法及行为，务必转诊至精神专科住院治疗。

（4）保证婴儿安全原则：迄今为止，美国FDA和我国CFDA均未正式批准任何一种精神药物可以用于哺乳期。所有的精神科药物均会渗入乳汁，通过母乳接触药物对婴儿发育的远期影响尚不清楚。因此原则上尽量避免在哺乳期用药，若必须用药治疗，鼓励人工喂养，以避免对新生儿的身心损害。

5

抗抑郁药含有激素吗?

很多人对抗抑郁药有一些误解,误认为抗抑郁药是含有激素的药物,服用后会导致体重增加或内分泌紊乱,会使人产生依赖难以停药。实际上并非如此,抗抑郁药并不含有各种激素,抗抑郁药主要是通过调节脑内某些神经递质如5-羟色胺、去甲肾上腺素、多巴胺等来发挥抗抑郁的效应。

有些抗抑郁药有增加食欲和镇静作用，患者服药后食量增加、睡得多、活动减少，心宽体胖，这可能是导致体重增加的综合原因。当然，体重的增加也可与患者本身体质、遗传因素和某些不良生活习惯有关。因此，在服用抗抑郁药治疗的过程中，根据病情和体质可以选择体重增加风险较小的药物，同时还要保持良好的生活习惯，如规律进食，避免食用油炸、高脂肪、高糖等高热量食品，不要过多卧床，适当增加运动锻炼等，这样体重可能不会增加很多。

6

抗抑郁药如何发挥作用?

抑郁症的病因假说认为,脑内存在一些神经递质水平的异常,其中最重要的三种神经递质是去甲肾上腺素(NE)、5-羟色胺(5-HT)和多巴胺(DA),它们在抑郁症的发病中都扮演着重要角色。当脑内三种不同的神经递质发生紊乱或减少时就会产生抑郁情绪,目前大多数抗抑郁药就是通过调节这三种神经递质的平衡来实现抗抑郁的效应。随着科技的不断进步和进展,科学家们也发现越来越多其他相关的假说，并致力于开发新的药物。总之，抗抑郁药的药理作用在于恢复神经递质系统的平衡和正常调节来改善抑郁情绪，这就是抑郁症患者需要服用这类药物来改善不良情绪的原因。

7

为什么不能随便加减或停用
抗抑郁药?

　　患者自行调整抗抑郁药物的剂量可能会增加
药物不良反应,如烦躁、坐立不安、头疼、心跳
加快等,严重时还可能出现5-羟色胺综合征这种
严重的不良反应。患者自行停用抗抑郁药可能出
现撤药综合征,另外过早停药也会导致抑郁症的
复燃或复发,因此,患者不能自行停药,需要在
医生的指导下调整药物剂量,逐渐加减药物,不

能贸然停药或加药，以避免疾病复发和不良的副

作用。

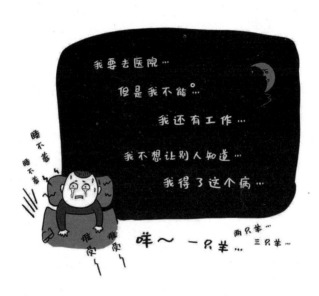

8

服用抗抑郁药治疗期间需要注意哪些问题？

在服用抗抑郁药治疗的过程中，患者需要注意以下几点。

（1）抗抑郁药并非立即起效。抗抑郁药发挥有效作用通常需要2周左右，甚至更长时间，而且在起效之前，患者常常首先体验到的是药物副作用，如头痛、失眠、食欲缺乏、恶心、焦虑等症状，患者常误认为自己的病情越治越重。其实并非治疗无效，而是这类药物有延迟效应，药物不良反应通常会在3~7天左右减少或消失。

（2）定期监测。服用抗抑郁药物期间，需定期检查血常规、肝肾功能、心电图等，以便及时发现药物对身体的潜在影响。对伴有躯体疾病的抑郁症患者，如果正在服用其他药物，一定要告诉医生，便于医生使用精神药物时注意药物之间的相互作用，以免增加毒性反应。

（3）药物治疗仅是治疗方案的一部分，可以联合心理治疗，坚持健康的生活方式，如适量运动、戒烟限酒、作息规律等，也有利于促进本病的快速康复。

9

撤药综合征有哪些表现？

撤药综合征是指服用精神药物期间骤然减量或停用后出现的一系列撤药反应，就抗抑郁药而言，大约20%的患者在服用抗抑郁药后停药或减药时会发生撤药反应，常常容易被误诊为疾病复发，其实是撤药综合征。发生撤药综合征与药物使用时间较长、药物在体内代谢快有关。通常表现为类似于流感样症状、焦虑紧张、情绪恶劣、精神症状及神经症样症状等，甚至原有的抑郁症状加重。因此，大家不要自己随意停药，最好和专科医生一起协商讨论减药和停药问题。

10

抑郁症需要终生服药吗？

抑郁症需要遵守全病程治疗的原则，医生通常会建议患者坚持服药，有些患者误以为抗抑郁药物有依赖性，自行停药就会发生病情波动。其实不然，坚持治疗的目的是为了最大限度地降低疾病复发风险，不是药物依赖性问题，而是与抑郁症的复发特点有关。抑郁症患者并非需要终身服药，如果抑郁发作三次以上，则建议在有效剂量下长期维持治疗，因为反复发作患者再发风险很高，特别是季节更替和生活事件压力下易于复发，反复发作也会导致病程延长，并带来治疗上的困难，发展为难治性抑郁症，使社会功能和生活质量明显下降。

11

音乐可以治疗抑郁症吗？

音乐的频率、节奏会引起人体组织细胞发生和谐共振现象，这种共振现象会直接影响人们的脑电波、心率、呼吸节奏等。另外，有研究认为音乐可对大脑皮质、边缘系统、自主神经系统的兴奋和抑制过程有平衡调节作用，当人处在悦耳的音乐中时，神经系统、心血管系统、内分泌系统和消化系统的功能会得到很好的改善，促使人体分泌有益于健康的活性物质，可以帮助人们调整情绪，振奋精神，还有助于缓解社会心理因素造成的紧张、焦虑、忧郁等不良情绪。不同乐曲对人的影响不同，所以情绪低沉、活动较少的患者适宜欣赏节奏感较强的音乐；而旋律优美、节奏慢的乐曲更适合情绪高涨、兴奋、焦虑、活动过多的患者。

12

光照可以治疗抑郁症吗？

　　阳光具有天然的抗抑郁作用，有些人每当秋冬季节，因阳光照射时间缩短了就会发生抑郁情绪（季节性抑郁）。因此，"阳光疗法"也格外适合这类患者。现在，已经有专门的光照设施或光照室用于治疗抑郁症。光照治疗作为一种非侵入性的治疗方法，安全方便，还可以增强抗抑郁药物的治疗作用。光照疗法的机制尚不清楚，有研究认为可能与调节5-羟色胺以及儿茶酚胺系统紊乱有关，也可能与自感光视网膜神经节细胞介导的感光通路、时钟基因表达、昼夜节律及睡眠结构改变等有关。目前光照疗法被推荐为季节性抑郁症患者的一线治疗，对于其他类型的抑郁症患者也有增效的辅助治疗作用。

13

肠道菌群移植可以治疗抑郁症吗？

肠道被称为人类的"第二大脑"，虽然一个属神经系统，一个是消化系统，却有着密不可分的联系。很多研究证据表明，抑郁症患者存在肠道菌群的异常，其代谢物的变化会影响中枢神经系统，产生情绪、认知和行为障碍。因此，科学家们提出"微生物—肠—脑"轴的概念，通过粪菌移植的方法，将健康供体的肠道菌群经过智能肠菌处理系统制成混悬液或胶囊，通过供体与受

体配型后，移植到患者肠道内，重建患者正常肠
道微生态功能，从而实现肠道及肠道外疾病的治
疗。目前，肠道菌群移植治疗已经被用于抑郁症
的治疗。

14

什么是生物反馈治疗?

　　生物反馈治疗是心理行为治疗的方法之一。生物反馈是利用仪器将心理、生理活动过程有关的体内信息（如肌电活动、皮肤温度、心率、血压、脑电波等）加以处理，以视觉或听觉的方式显示人的生理信息，人们通过这些反馈信息认识自己在什么状态下，学会有意识地控制自身的心理生理活动，解除紧张焦虑反应，体验紧张与放松的平衡，以达到调整机体功能和调适心理生理状态的目的。简而言之，生物反馈就是利用仪器反馈信息了解与自身生理心理有关的紧张或松弛的过程，学会调控和改变心身的紧张焦虑状态。

15

抑郁症可以进行心理治疗吗？

　　抑郁症患者可能存在各种心理应激或心理创伤，常出现认知的偏差和歪曲，进而影响人际交往、生活、学习工作。因此，抑郁症患者在药物治疗的基础上联合心理治疗如认知行为治疗，目的是改变其歪曲的认知模式，有助于认知与情绪的改变。如果是严重的抑郁症患者，特别是有自杀想法者，建议尽快住院治疗，接受物理和药物治疗，在此基础上联合心理治疗，这种整合治疗方法快速有效。一般来说，心理治疗应贯穿于抑郁症的全病程管理过程中。

16

抑郁症的心理治疗方法有哪些?

抑郁症可采用多种心理治疗方法,常用的主要有以下治疗方法。

(1)支持性心理治疗:一般而言,此种方法可适用于各类抑郁症患者。

(2)认知行为治疗:可矫正患者的认知歪曲和偏差,改善认知和行为问题,提高正能量,以减轻负性情绪,可减少抑郁症的复发。

（3）人际心理治疗：处理抑郁症患者的人际问题，改善、提高人际交往和社会适应能力。

（4）婚姻家庭治疗：改善抑郁症患者的夫妻关系和家庭关系，减少不良家庭环境对疾病的影响，助力于疾病的康复。

（5）团体治疗：个体心理治疗的同时，建议患者参加团体小组的互动心理治疗。

除上述心理治疗外，随着社会技术的不断发展，一些新兴的治疗手段也逐渐出现，如问题解决疗法、网络心理治疗、数字心理治疗等。心理治疗对于轻中度抑郁症的疗效较好，对严重的或内源性抑郁往往不能单独进行心理治疗，需要在药物治疗基础上联合心理治疗。

17

抑郁症的物理治疗方法有哪些？

目前抑郁症的治疗主要是药物治疗和心理治疗，大约30%的患者在长期追访中显示疗效不显著。物理治疗是抑郁症联合治疗手段之一。物理治疗包括改良电休克治疗（MECT）、经颅磁刺激治疗、深部经颅磁刺激、迷走神经刺激和深部脑刺激等。

18

什么是重复经颅磁刺激?

　　重复经颅磁刺激治疗通过线圈产生高磁场,在脑内特定区域产生感应电流,调节脑内神经细胞活动,从而产生治疗效应。重复经颅磁刺激是抑郁障碍非药物治疗的手段之一,因其无创性而得到逐步推广。重复经颅磁刺激在短期内可改善抑郁情绪和自杀意念。重复经颅磁刺激的抗抑郁作用,可能通过影响前额叶皮层和深部脑组织如基底核、纹状体、海马、丘脑和边缘叶等局部兴奋性和血流活动，引起脑内神经递质、细胞因子及神经营养因子的变化而发挥作用。影像学研究显示，抑郁障碍的前额叶皮质背外侧与脑内边缘区的活动高度相关。重复经颅磁刺激除了刺激局部神经元的活动外，也调节与情感、动机和觉醒相关的脑区，如纹状体、丘脑和前扣带回等。重复经颅磁刺激的不良反应主要是癫痫发作，另外还有头痛、刺激部位疼痛等，一般持续时间短，多可自行缓解。重复经颅磁刺激由于产生电磁场辐射，安置心脏起搏器或脑内等金属设施的患者不适用于重复经颅磁刺激治疗。

19

什么是改良电休克治疗？

电休克治疗是给予大脑适量的电流刺激，引发大脑皮层的电活动同步化，使患者全身无抽搐性发作，通常可快速改善患者的精神病症状和情绪低落。电刺激前给予静脉麻醉并注射适量肌肉松弛剂，无抽搐发作，称为改良电休克治疗（MECT）。MECT可快速有效地治疗抑郁症，并可明显降低患者自杀死亡率，其有效率可达80%以上。MECT治疗的适应证包括：①严重抑郁症，明显自责自罪者，有强烈的自伤、自杀未遂及行为者；②拒食拒水、违拗和紧张性木僵者；③兴奋躁动、冲动伤人者；④药物治疗无效或对药物不耐受者。当然，也有一些患者不适合接受MECT治疗，例如严重脑器质性及躯体疾病、急性全身感染和发热、肌肉松弛剂过敏者。治疗抑郁障碍时，MECT治疗次数一般为8～12次，对急性症状和行为有明显的疗效，但维持疗效时间较短，所以应与一种抗抑郁药合并治疗，以避免MECT治疗后症状波动。另有研究和实践发现，每月进行1～2次MECT，可作为抑郁障碍的维持治疗的方法，对防止复发有效。

Part4

第四部分　抑郁症的康复与回归

1

抑郁症能治好吗？

　　经过规范化的系统治疗，大部分抑郁症患者都会得到明显的好转和缓解。临床研究表明，在使用抗抑郁药治疗8周后，70%左右的患者治疗有效。门诊患者中，有10%～15%的患者的症状会在数月内减轻，约20%的患者不再完全符合抑郁症的诊断标准。患者完全实现痊愈的平均时间为4～5个月。如果不治疗或者治疗不规范，这个时间可能会延长至更久。当抑郁症状缓解后，患者通常可以恢复正常的学习、工作和日常生活，但是也有一部分患者会有一些残留症状（如焦虑、睡眠问题或躯体不适），并对日常生活或职业功能产生一定影响。抑郁症的治疗和预后有很多影响因素，如疾病严重程度高、发病年龄早、阳性家族史、合并躯体疾病或其他精神障碍、有生活应激事件、社会支持系统差等因素都与治疗效果和预后有关。

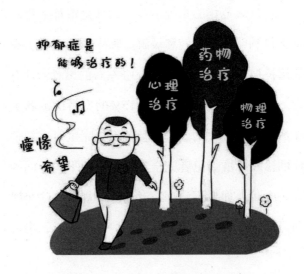

2

家属该如何了解抑郁症患者？

　　家属和亲朋好友应该为抑郁症患者提供心理支持和安全舒适的环境。抑郁症患者的家庭成员，第一，要了解什么是抑郁症，并对患者表示充分的理解，知晓抑郁症的特征和治疗的必要性，督促患者定期复诊并坚持服药。第二，要了解抑郁症的复发因素和防止复发的相关知识，以及复发的早期症状和行为，一旦发现疑似问题，尽快陪同患者看医生，在医生的评估和指导下接受适当的治疗。第三，家人和患者不要过度紧张，抑郁症患者也和普通人一样有喜怒哀乐，经过治疗以后也会存在波动性的焦虑和悲伤情绪，也不是出现情绪不稳定就是复发的表现。第四，家属成员也要做好自身心理调节，有健康的心态才能更好地去帮助他人。

3

我们需要了解抑郁症的哪些知识？

（1）抑郁症是一种疾病，而不是人的一种思想和意志问题。

（2）大多数抑郁患者是会好转或完全康复的，并恢复原有的正常生活、学习工作。

（3）目前抑郁症的治疗方法很多，所以要找到适合于自己的治疗方法，不要迷信魔术治疗。

（4）抑郁复发率很高。发作一次的患者复发率为50%；发作两次的患者复发率为75%；发作三次或以上者，复发率高达90%，因此，坚持治疗预防复发非常重要。

（5）患者及家属要学会识别抑郁症早期复发表现，并及早到医院评估进行治疗。

（6）家属和患者应遵循以下注意事项：①每天规律地起居和饮食，定时服药；②未经医生同意不要擅自停药或减药，如果有什么问题，请和经治医生联系；③如果有药物不良反应，感觉不舒服，要告知医生，不要自己停药；④抑郁症的好转也需要一定时间，药物治疗期间通常至少需要2~3周才会起效，甚至更长时间，不要过分着急、频繁换药或频繁换医生。药物不良反应会在治疗的初始阶段出现，主要是胃肠道反应如恶心、食欲缺乏、头痛等，随着治疗时间的延长不良反应会逐渐消失，所以不要放弃药物治疗，一定要坚持治疗。

4

防止抑郁症自杀的干预方法

（1）宣传心理卫生知识：采用广播、电视、公众讲座、小视频、科普等多种形式向社区广泛宣传心理卫生知识；在学校和社区开设针对性的心理健康知识讲座，学会分析和解决问题、应对挫折、正确表达情绪的能力；建立社区心理咨询系统并设立相应的机构，配备相应的人员，开展面对面的或电话心理咨询和保健工作，让抑郁症患者得到及时有效的治疗，必要时劝告其住院治疗。为处于心理危机的患者及时提供专业性的支持和帮助，以减少意外事件的发生。

（2）提高对有关自杀问题的认识：面向公众开展有关自杀问题的宣教工作，提高社会对自杀问题的认识，改变认为自杀是不可能的想法。向群众宣传自杀的危害性并普及精神心理卫生知识，提高对抑郁症危险性的认识，及时发现自杀的迹象，进行早期干预。

（3）建立预防自杀系统：建立心理危机干预机构，开通心理危机干预热线，帮助有自杀想法的人守住生命最后的防线。

（4）保证让患者得到有规律的门诊治疗，发现自杀危险行为者必要时帮助其住院治疗。

（5）充分了解患者的病情特点，细心观察患者的日常言行，辨别正常和异常的精神状况。

（6）充分了解自杀的危险因素，管理好危险物品，加强危险场所的防护，时刻做好自杀危险防范工作。

（7）自杀高危人群的预测：大部分自杀者都会在自杀前表露出自杀的征兆，有自杀史和自杀意念或企图者，有重大生活事件和重大疾病未能解决者，要引起高度注意。自杀者常常在自杀前做思想斗争并准备自杀计划，通过早期识别自杀征兆，实现对自杀事件的早期干预。

（8）培训和提高基层医院和社区对抑郁症的早期识别和处理能力。

5

如何预防抑郁症?

抑郁症的发病可能与生物（遗传）、心理、社会等多方面因素有关，生物学因素我们无法改变，但是可以通过调控心理社会因素来尽量降低抑郁症发生的风险。在心理社会因素中，应激性生活事件是常见的风险因素，如亲人丧失、家庭问题、失业、经济拮据、失恋、人际关系不良、重大手术、严重或慢性躯体疾病等，都可促发抑郁症。在日常生活中预防抑郁症，首先应有健康的生活方式，如良好的睡眠习惯，早睡早起，不熬夜，保证充足的睡眠和充沛的精力。适当的运动锻炼既可以提高身体免疫力，也可以增强心理承受能力和意志力。当有困难挫折时，良好的人际关系可以提供和保证强大的社会系统支持。

其次，人有旦夕祸福，我们可能无法预测各种遭遇和不幸，但可以通过自助与他人的支持解决困难。如果生活事件影响不大，可以通过适当的休息、做些感兴趣的事情、跟家人或者朋友聊聊天、适当有氧运动，来有效地疏解不良的情绪。如果自我调节困难，并影响正常的学习工作和生活，那么可能就需要向专业医生进行咨询和评估，经过评估后确定最佳的处理方法，以避免发生抑郁障碍。

6

抑郁症患者如何避免不良生活事件影响？

（1）学会全面、多角度看问题：随着对一件事情的态度和看法的改变，我们的情绪也会随之改变。例如，在口渴时看到半杯水，不同的人可能有不同的想法，有的人想，"太好了，还有半杯水呢"；也有人会想，"怎么只剩半杯水了"。两种不同的想法会让人产生不同的情绪，一种可能是开心、满足，而另一种则可能会抱怨、烦恼、不高兴。

（2）恰当评估个人的能力：生活挫折有时候
并不总是来自客观因素，而是由主观能力不足无
法适应新的生活或环境变化所致。如果是这种情
况，那就要重新对自己的能力评估，了解当前的
境况是否适合自我，有时通过调整环境变化，就
会使不良情绪不治而愈。

（3）培养兴趣爱好：在遇到不良生活事件
时，将注意力转向自己的兴趣爱好可以有效缓解
不良的认知和情绪。当我们给患者这样的建议
时，有些患者会说："医生，我没有什么业余爱
好。"如果是这样，就去构建和尝试一些不同的
有趣活动，持之以恒，一定会有不同的认知感受
和改变。

（4）获得支持系统：遇到挫折时，家人的支
持和朋友的宽慰都会带来一些有益的帮助。这种
帮助可能是客观的或可看到的支持，例如物质支

持或问题解决，也可能是认知和情感上的支持，如尊重、理解或安慰等。

（5）保持生活规律，保证充足的睡眠，避免睡眠倒错，学习工作做到劳逸结合，饮食科学适当，早饭吃饱，午饭吃好，晚饭吃少。避免通过暴饮暴食、吸烟、酗酒等不良方式发泄不良情绪。

（6）学习有关抑郁症的知识，提高对抑郁症的了解，坚定治疗信心。

7

培养抑郁症患者兴趣爱好的益处
有哪些?

　　一个人没有任何兴趣爱好,生活必然单调、枯燥无味;有了对某种事物的兴趣爱好,既可以自娱,从中获得快乐,也可以有更多的机会交到一些志同道合的朋友,建立良好的社会支持系统。欢乐的情绪有益于心身健康,气血通畅,延年益寿。兴趣爱好越广泛,所获得的乐趣也就越多,一旦遇到一些挫折或不愉快的事情时,从爱好和兴趣活动中获得排解，注意力从不良事件上转移到所爱好的事物上，从而心情愉悦并获得快乐。俗话说"笑一笑十年少，愁一愁白了头"是有道理的。

8

抑郁症会复发吗？

抑郁症是一种容易复发的疾病，经过积极治疗，大部分患者都能达到好转和临床治愈。在医生的指导下坚持足量足疗程的治疗，可以降低复发的风险。不过，仍然有一些患者会因为过早减药、停药或者不良的生活事件等诱发抑郁症的病情波动。抑郁症复发的症状与抑郁发作期的症状类似，常见的是睡眠障碍，包括入睡困难、早醒、睡眠浅、易醒，睡醒后仍疲劳等。患者也常常会体验到敏感多疑、情绪低沉、焦虑紧张或疑病等。如果上述症状持续存在，自我调整后没有缓解的迹象，甚至有加重的趋势，一定要尽快去医院复诊，请医生评估是否需要调整治疗方案，以降低复发的风险。

9

预防抑郁症复发的措施

（1）建立良好的医患联盟，在医生的指导下坚持药物的巩固期和维持期治疗。

（2）可以定期进行心理咨询或心理治疗。

（3）参加适当的体育运动，如步行。

（4）参加各种文艺、社交活动。

（5）饮食科学。

（6）起居有常。

（7）在阳光下散步。

（8）正确对待和解决身边的困难，接受名利得失，不要斤斤计较。学会"宰相肚里能撑船""难得糊涂""活在当下"的道理。以上措施要坚持到底。

10

抑郁症患者的饮食

保持健康科学的饮食，对于抑郁症患者来说，除了遵守一般的健康饮食原则以外，还有以下几点值得注意。

（1）有些抗抑郁药物有便秘的副作用，抑郁症疾病本身常常会导致肠道功能紊乱，适当食用高纤维和润肠通便的食物，同时多吃富含B族维生素的食物，如粗粮、鱼肉、绿色蔬菜和水果等。

（2）充足的水分，每天2000～3000毫升白开水，维持机体水和电解质的平衡，促进体内代谢产物的排泄。

（3）由于西柚会影响很多抗抑郁药物的代谢，所以在服药期间需要注意避免食用。

（4）规律进食，避免大吃大喝或不吃不喝的不良饮食习惯。

11

抑郁症患者如何进行体育锻炼？

体育运动尤其是有氧运动，非常适合抑郁症患者的治疗。根据个人身体状况、爱好和年龄，可选择每天快步行走6000～10000步，或慢跑、打羽毛球、乒乓球等，既可以增强体质和心肺功能，增进肺活量，减少心血管疾病的发生，也有利于抑郁症的预防和治疗。体育疗法之所以能治疗和预防抑郁症，主要有以下几点原因。

（1）锻炼可激活大脑内一些与情绪相关的神经递质，从而调节神经递质的失衡。

（2）锻炼可转移对抑郁的歪曲认知或想法，锻炼时会有呼吸和心率的变化，常常会使注意力转移至躯体的变化中，运动疲乏以及肌肉酸痛等都可能使患者从抑郁情绪中分散注意力。

（3）锻炼会使患者掌握一些新的技巧，改善体质健康及体形。鼓励患者做有益于健康的自律性活动，可使患者在运动锻炼中获得身心愉悦。

因此，患者可以根据个体情况选择适合于自己的运动方式。

12

如何使产后抑郁症患者尽快康复?

　　对于产后抑郁症患者来说，最需要的就是家庭的支持和理解，这类患者常常因为无法照顾孩子而感到非常自责，将所有的问题归咎于自己。如果家人再横加指责，就会给产妇带来更大的压力，反而不利于产妇的疾病康复。因此，作为爱人和家庭的其他人员，首先可以帮助产妇料理家务、照料孩子，以此减轻产妇的精神负担。多与产妇沟通，理解产妇的情绪，同时告诉她目前的情况是生产后虚弱、内环境的改变和生活节律不规则的结果，并不是不坚强或者意志力薄弱导致的；在医生的治疗和家人的支持下，度过产后内分泌紊乱和机体衰弱时期，这个疾病会好转的，鼓励和支持产妇树立战胜疾病的信心。平时多陪伴产妇适当活动，在阳光下散步，做一些喜欢的事情，有助于产妇放松心情、增强体质。此外，要坚持在医生的指导下进行规范化的抗抑郁药治疗，定期复诊，促进疾病早日康复。

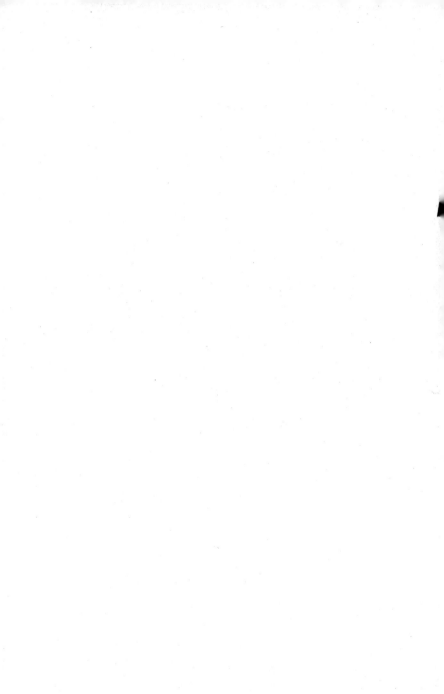